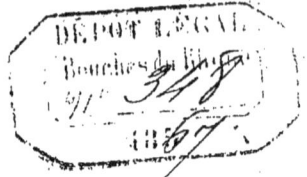

RELATION

AMPUTATION TOTALE DU MAXILLAIRE INFÉRIEUR

RELATION

D'UNE

AMPUTATION TOTALE

DU

MAXILLAIRE INFÉRIEUR

Par M. COSTE

PROFESSEUR DE CLINIQUE CHIRURGICALE A L'ÉCOLE DE MÉDECINE DE MARSEILLE

ET DIRECTEUR DE L'ÉCOLE.

———

Lecture faite à l'Association Scientifique de France, dans sa séance du soir,
du 20 juin 1867 (Session de Marseille).

❦

MARSEILLE

TYPOGRAPHIE ET LITHOGRAPHIE ARNAUD, CAYER ET Cᵒ
Rue Saint-Ferréol. 57.

———

1867

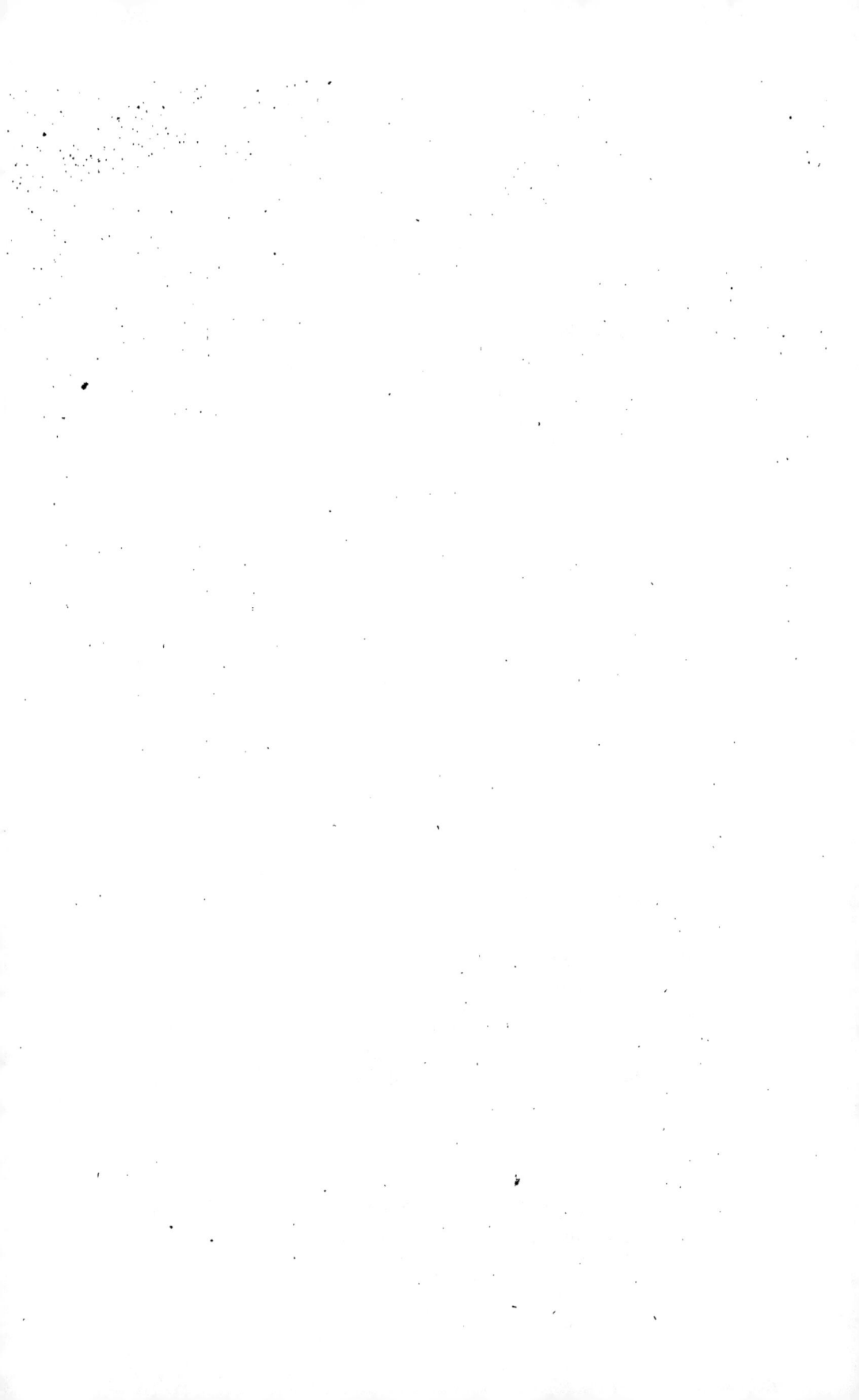

RELATION

D'UNE

AMPUTATION TOTALE DU MAXILLAIRE INFÉRIEUR

Par M. COSTE,

Professeur de clinique chirurgicale à l'École de Médecine de Marseille
et Directeur de l'École.

*Lecture faite à l'Association Scientifique de France, dans sa Séance du soir
du 20 juin 1867 (Session de Marseille).*

Messieurs,

J'ai besoin de quelque indulgence pour la nature même de mon sujet, et j'ai l'honneur de vous la demander.

Du reste, je ne serai pas long. Votre attention a été charmée jusqu'à présent par les communications si pleines d'intérêt qui vous ont été faites, et je ne voudrais pas la fatiguer maintenant.

Je désire vous intéresser un moment, si je le puis, et sans trop vous émouvoir.

Un fait chirurgical d'une gravité exceptionnelle vient de se produire à la clinique de l'école de Marseille.

La médecine opératoire a dû intervenir ici dans son appareil le plus formidable, et le résultat a été heureux.

Au double point de vue de son extrême importance et du succès de l'entreprise, l'exposé de ce fait m'a paru digne de compter parmi les travaux de notre Association. J'ai donc l'honneur de le lui présenter, avec quelques réflexions qui en découlent naturellement.

Il s'agit de l'ablation totale du maxillaire inférieur, nécessitée par une dégénération cancéreuse de l'os et des gencives.

La malade qui porte cette affection a 33 ans et paraît en avoir 50. Son terrible mal l'a vieillie avant l'âge. Cette malheureuse vient d'un village situé sur la limite de notre département; elle est reçue à l'Hôtel-Dieu, dans mon service, le 28 avril dernier, et je l'opère quelques jours après, le 7 mai.

Le diagnostic est facile, car les symptômes sont nettement accusés : tumeur très-saillante, légèrement bosselée, occupant toute l'étendue de la mâchoire inférieure, son corps et ses branches, mais montant un peu plus à droite qu'à gauche ; énorme hypertrophie et dureté extrême des gencives correspondantes, qui portent çà et là des ulcérations superficielles, presque incessamment saignantes ; élancements douloureux et à peu près continuels.

Cette tumeur ne peut être, évidemment, qu'un ostéosarcome.

Son origine date de la fin de 1862 ; elle s'est développée lentement pendant les premières années, puis elle a considérablement grandi dans ces derniers temps.

La langue et le plancher buccal sont intacts. Il en est de même, et très heureusement, des ganglions lymphatiques voisins : ganglions cervicaux et ganglions parotidiens.

Sous la peau de la région sus-hyoïdienne, peau rouge et amincie, je perçois une fluctuation manifeste. Il y a là, non cette fausse fluctuation qu'on rencontre dans la dégénérescence encéphaloïde, mais l'ondulation réelle de la présence du pus; un abcès s'est formé dans ce point, par suite d'un phlegmon circonscrit, comme on le voit quelquefois au voisinage des tumeurs malignes.

L'amaigrissement de la malade révèle une grave atteinte portée à la nutrition.

Du reste, j'ignore si c'est une illusion, mais je ne trouve pas précisément chez cette femme la couleur jaune paille qui a été donnée comme le signe le plus expressif de la cachexie cancéreuse.

Il pourrait, malheureusement, en être ainsi. L'économie a eu le temps, sans doute, dans une période de cinq années, d'être infectée par le virus cancéreux. Toutefois, et c'est ma plus vive espérance, la teinte terreuse de la peau, au lieu d'accuser une généralisation du cancer, peut bien être seulement l'indice d'une anémie profonde, anémie qui a plusieurs causes : une alimentation depuis longtemps insuffisante, la douleur et toutes ces petites hémorrhagies, si souvent renouvelées, par les ulcérations des gencives.

Je m'arrête à cette pensée et j'y puise une résolution suprême.

Après avoir très sérieusement médité sur la situation de ma malade, je ne désespère pas de sa guérison par l'intervention chirurgicale. Je me décide fermement à l'opérer malgré l'immense danger de la tentative ; je me décide à l'opérer, d'abord parce que, si faibles que soient les chances de réussite, elles ne sont point impossibles ; puis, parce que l'affection que porte cette femme, si elle est abandonnée à elle-même, la conduira surement, inévitablement et prochainement à la mort ; enfin, par cet autre motif, que la patiente, dont l'état est devenu vraiment intolérable, me demande instamment l'opération comme un dernier moyen de salut.

L'opération, en effet, doit être de toute manière, quelle que soit son issue, pour cette malheureuse une délivrance.

Ma malade était fort anémique, je viens de le dire. Cette circonstance m'a empêché, bien à regret, mais absolument, de lui donner du chloroforme, car j'aurais beaucoup accru le péril qu'elle allait courir.

L'anémie profonde, en prédisposant à la syncope, est une contre-indication formelle de l'anesthésie chloroformique.

Je serai aussi bref que possible sur les détails descriptifs de mon opération. Je ne veux pas oublier que, s'il y a ici des médecins, l'honorable assistance compte, en bien plus grand nombre, des gens du monde, familiarisés, sans doute, avec les choses de la science, mais dont l'oreille est peu habituée à de pareils récits.

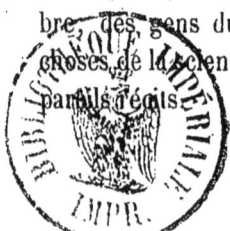

L'altération osseuse est de telle nature et l'envahissement des gencives si complet, que l'espoir d'une régénération ultérieure de l'os par la conservation du périoste doit s'évanouir. Le maxillaire et son enveloppe nourricière ne forment qu'une seule et même masse morbide, qu'il faut emporter du même coup.

Une très longue incision, dont les extrémités touchent aux apophyges zygomatiques, passe à peu près sur le milieu de la tumeur, qu'une rapide dissection et la division de la muqueuse buccale mettent entièrement à découvert. Des deux lambeaux qui résultent de l'incision, le supérieur représente la lèvre inférieure et les joues; l'inférieur comprend la peau des régions thyro-hyoïdienne et parotidiennes. Pendant que le bistouri détache ce lambeau, très aminci sur la ligne médiane, un flot de pus sort d'un vaste abcès formé sur ce point. Cet incident n'est, à la rigueur, ni une difficulté ni un danger, mais, au point de vue de la restauration des parties, un grave inconvénient. Cette peau, si amoindrie dans son épaisseur par la fonte purulente du tissu cellulaire, cette peau presque réduite à son squelette, ne pourra être conservée, et le sacrifice que je vais être obligé d'en faire par un grand V fera à mon lambeau inférieur une large échancrure fort compromettante pour sa réunion à l'autre lambeau et même pour sa vitalité.

C'est une nécessité à laquelle je suis forcé de me résigner.

Je coupe en deux, après cela, le maxillaire sur la ligne médiane.

Ce temps de l'opération, temps indispensable, est rapidement exécuté au moyen de la scie à chaîne, dont le fil conducteur est aisément porté de bas en haut, derrière la tumeur et dans les profondeurs de la bouche, non par l'aiguille courbe ordinaire, qui eût été beaucoup trop courte, mais par l'aiguille à gaîne dont se servait Gerdy pour son opération de la cure radicale de la hernie.

Les deux moitiés du maxillaire sont alors écartées et, dans cette grande plaie béante, les parties charnues voisines de l'os se montrent tout-à-fait saines, ainsi que je l'avais supposé. Je fais successivement, d'avant en arrière et de bas en haut, partie avec le bistouri, partie avec mes doigts, l'isolement des deux portions de la mâchoire, en commençant par le côté gauche, qui est le moins malade.

Dans les dissections profondes et sur les régions où l'on est exposé à blesser des artères d'un assez fort calibre, toujours difficiles à lier, une faute est bientôt commise, un coup de bistouri maladroit est bientôt donné. Pour éviter cela, il faut que l'action des doigts se substitue, autant que possible, à l'action de l'instrument tranchant ; il vaut mieux déchirer que couper. Dans ce travail, plus douloureux peut-être pour le patient, mais incontestablement plus sûr, le pouce sert beaucoup l'opérateur, parce qu'il agit très énergiquement.

Ces règles, que je cherche depuis longtemps à vulgariser dans mon enseignement et dans toutes les occasions qui s'offrent à moi, devraient être écrites en gros caractères dans les livres de médecine opératoire.

Avant de couper les muscles géniens, et pour prévenir un accident de suffocation que pourrait amener le retrait de la langue, j'ai soin de la retenir par une anse de fil passée à travers elle, au-dessus de son frein, et confiée à un aide. La portion condylienne, à gauche, me paraissant saine, je puis me dispenser de désarticuler, et, d'un trait de la scie à chaîne, je résèque l'os bien en arrière de son angle.

Une remarque importante, je crois, trouve ici, dès à présent, sa place.

Dans une opération aussi grave que celle de l'amputation totale du maxillaire inférieur, on pourrait, il me semble, amoindrir notablement les chances fatales, surtout au point de vue de l'hémorrhagie, qui est le principal danger, en ne désarticulant pas les condyles, si l'intégrité de l'os dans ces points le permettait et si, partant, on pouvait le scier de chaque côté à la base de l'apophyse coronoïde, au-dessous de l'insertion du tendon du temporal.

Le grand écueil de cette opération est, derrière le condyle, la présence de la carotide externe et de ses deux branches terminales, la maxillaire interne et la temporale. Il faut que cet écueil soit évité. Là surtout est le péril.

La moitié droite de la mâchoire est ensuite enlevée.

J'espérais d'abord pouvoir faire comme à gauche. Je place donc ma scie encore sur la base de l'apophyse coronoïde, et l'os est abattu. Mais je reconnais alors que cette partie que je voulais laisser est manifestement altérée ; la portion celluleuse du montant du condyle est mollasse et fongueuse, presque diffluente. Il n'y a pas à hésiter ; je dois l'enlever aussi. Je saisis immédiatement et solidement avec un fort davier droit ce bout d'os, dont le tissu compacte est sain et résistant ; je l'attire fortement en bas, en combinant mon mouvement de traction avec des efforts de torsion. Tandis que ma main gauche exécute cette double manœuvre, le scalpel que porte ma main droite divise, en rasant le coudyle, la capsule fibreuse qui l'unit à la cavité glénoïde et le tendon du petit ptérygoïdien au-dessus de son attache à la partie antérieure du col du condyle. La désarticulation a lieu tout aussitôt. C'est l'acte final de l'opération ; il s'accomplit très promptement et très heureusement, sans effusion d'une goutte de sang.

J'ai ouvert, de chaque côté, la faciale, la transverse de la face, la masséterine, la dentaire et, seulement à droite, la linguale.

Le précepte, excellent selon moi, qui consiste, dans toute opération de chirurgie, à lier les artères au fur et à mesure qu'on les coupe, devait trouver ici sa plus rigoureuse application.

Au moment de commencer le pansement, l'opérée a été prise d'une syncope que de fortes aspersions d'eau froide ont bientôt dissipée.

J'ai réuni avec mon aiguille, qui abrège beaucoup l'opération, et par vingt points de suture entrecoupée, cette immense plaie. De grands gâteaux de charpie, une compresse et une bande couvrent la suture.

Le pansement terminé et la malade portée dans son lit, l'examen de la mâchoire y montre cette transformation de tissu pathognomonique de l'ostéosarcome : le corps de l'os, notamment, est le siège d'un ramollissement fougueux, d'une sorte de carnification.

L'hypertrophie de la gencive offre aussi, au plus haut point, les caractères anatomiques ordinaires du cancer.

La patiente est ranimée par des cordiaux et du bouillon, donnés à de courts intervalles. Il y avait un danger imminent à conjurer, l'excessive faiblesse provenant et de la perte du sang et de la douleur.

Les suites immédiates sont heureuses. Pas de fièvre, point de frissons. D'abord la déglutition, un moment difficile, exige l'emploi de la sonde œsophagienne. Mais bientôt la malade peut avaler sans peine par un moyen des plus simples : une longue canule en gomme élastique, adaptée au bec d'un biberon ordinaire, et qui plonge aisément dans le pharynx.

Toutefois, la nourriture, forcément liquide, prise par la bouche étant insuffisante, je prescris, chaque jour, deux verres de bouillon en lavements. Ce supplément d'alimentation est continué encore à cette heure.

La réunion de la plaie ne se fait que très imparfaitement. J'y comptais fort peu, du reste. Des chairs aussi anémiques que celles de cette malheureuse femme ne pouvaient me donner qu'un blastème médiocrement réparateur. Puis une portion de la lèvre postérieure de l'incision, considérablement amincie, a été frappée de gangrène, et la chute de l'escarrhe a nécessairement accru la largeur de la plaie.

Les fils de la suture ont été enlevés après quelques jours, et le pansement a simplement consisté en une bandelette de diachylon dont le plein soutenait les chairs sus-hyoïdiennes et dont les extrémités venaient s'appliquer sur les tempes. Cette bandelette était renouvelée tous les jours. On appliquait par-dessus de la charpie et une bande en forme de fronde.

Aujourd'hui, quarante-quatrième jour de l'opération, l'état de mon opérée est, relativement, des plus satisfaisants. Sauf le menton, qui est un peu rentré, et les joues légèrement boursouflées, l'aspect du visage n'est pas trop difforme. La couleur terreuse de la peau semble déjà moindre et le moral est excellent.

Le pelotonnement de la langue en arrière ne peut guère se produire maintenant, et, conséquemment, une asphyxie lente, insensible, n'est point à redouter. J'espère donc que l'air pénètrera assez abondamment dans les poumons pour constituer une respiration à peu près normale, et qu'une hématose suffisamment réparatrice pourra se faire.

D'autre part, la plaie s'est beaucoup rétrécie, et peut-être finira-t-elle par se cicatriser entièrement ; mai j'ai lieu de craindre que le passage de la salive ne s'oppose à sa complète occlusion. Dans ce cas la prothèse devra fournir sa part de secours ; le placement d'un obturateur pourra être nécessaire. Quant à l'application d'une mâchoire artificielle, ce serait, dans les conditions où se trouve l'opérée, une véritable impossibilité.

La cure n'est pas complète, sans doute : le visage restera déformé ; la cicatrisation de la plaie est inachevée encore, et il se pourrait qu'une oblitération artificielle devînt indispensable ; l'articulation des mots est imparfaite ; enfin, l'impossibilité actuelle de la mastication réduira, pendant un temps plus ou moins long, l'alimentation à l'usage d'une nourriture demi-liquide et, conséquemment, peu substantielle.

Tout cela existe malheureusement ; mais la vie de cette femme, qu'une cruelle affection condamnait à la mort, est sauvée. C'est le but suprême de l'art dans les situations désespérées. N'est-ce point assez que de l'atteindre ?

Pour apprécier à leur juste valeur les éléments d'excessive gravité d'une opération comme celle que je viens de raconter, il faut considérer le danger immédiat auquel elle expose le malade, l'importance de la mutilation qui doit la suivre, et les chances plus ou moins probables d'une récidive.

De cet examen sévère dépendra le parti à prendre : l'action ou l'abstention.

Dans toute dégénérescence cancéreuse, même avec les meilleures conditions de l'organisme, le mal peut se reproduire plus ou moins longtemps après qu'il a été enlevé. Pourtant on opère et on doit opérer, parce que, si fréquentes que soient les récidives, l'opération, secondée par un bon traitement antidiathésique, peut donner une guérison durable. Les exemples n'en sont pas trop rares.

Chez notre malade, ainsi que je l'ai fait observer, il y avait des raisons très plausibles pour attribuer à l'anémie sa profonde décoloration. La crainte d'une intoxication cancéreuse, sans être rigoureusement impossible, pouvait donc, logiquement, être écartée et ne devait point m'arrêter.

En présence d'un état irrémédiable, d'une affection inévitablement mortelle, le chirurgien peut tout oser, à la condition, toutefois, que l'art ne sera pas compromis par une tentative téméraire, et sa main ne saurait être enchaînée par ce motif, qu'une grave mutilation devra succéder à l'opération qui est l'unique chance de guérison. La chirurgie doit faire vivre ; mais elle ne peut pas être toujours conservatrice, sans amoindrir celui qu'elle arrache à la mort ; il faut souvent que le malheureux reste plus ou moins mutilé : c'est le prix de son salut.

J'ai été guidé par ces refléxions en opérant ma malade.

C'est à ces pensées qu'obéit le chirurgien dans ces terribles situations où les dernières ressources de notre art peuvent et doivent être appliquées, telles, par exemple, qu'une lésion traumatique qui demande l'amputation simultanée des deux cuisses ou des deux jambes. Il y a là une mutilation bien autrement affreuse que l'enlèvement du maxillaire.

Il manque à mon opérée presque la moitié du squelette de la face. Je ne me dissimule pas les inconvénients de toute nature qu'entraîne l'absence de cette partie. Indépendamment de la déformation des traits et de l'impossibilité de la mastication, les organes voisins ont subi des changements de rapports qui, en rétrécissant le pharynx, ce vestibule des voies aériennes et digestives, peuvent altérer la respiration et la nutrition.

Mais la mâchoire de cette femme sera t-elle toujours absente? Cette pièce ne peut-elle revenir plus tard, sous la forme d'une production cartilagineuse et même osseuse, assez épaisse et résistante pour que la malade, avec l'aide de la pression de la langue contre le palais, puisse broyer de la mie de pain, des viandes tendres et des légumes?

Cet espoir n'est pas du tout une chimère, bien qu'il ne reste pas ici le moindre lambeau du périoste.

Il résulte de faits pathologiques assez nombreux et d'expériences faites sur les animaux, que le périoste n'est pas indispensable à la reproduction de l'os, car un os a pu se reproduire après l'entier enlèvement de son périoste.

Voici, à cet égard, ce que démontre l'observation : en l'absence du périoste, il peut renaître un amas osseux, informe, irrégulier, et ne représentant que très imparfaitement l'os primitif, dont il peut cependant remplir à peu près la fonction. Mais quand le périoste a été conservé, surtout s'il est épais et gonflé, cas où il se détache facilement, l'os peut se reproduire exactement, avec toutes ses formes normales.

Une dernière remarque pratique, soulevée par le fait qui m'occupe, c'est la considération du danger qu'une telle opération faisait courir immédiatement à ma malade.

Les chances mauvaises étaient, assurément, énormes. Dans une opération telle que l'enlèvement total du maxillaire inférieur, l'hémorrhagie est, incontestablement, le premier danger ; mais il y a encore un bien grand péril dans la douleur excessive et forcément prolongée ; la vie peut s'échapper aussi par cette large brèche faite à l'innervation.

Une opération de haute chirurgie, comme l'extirpation compliquée d'une tumeur, opération dans laquelle l'anesthésie aura pu être contre-indiquée ou le patient réfractaire à l'agent anesthésique, jette l'économie, si la douleur est extrême et dure longtemps, dans une telle dépense de fluide nerveux, que la vie peut s'éteindre par épuisement, lors même qu'il n'y a pas eu trop de sang perdu.

Ma malade pouvait donc périr sous l'instrument; mais aussi l'opération pouvait la sauver ou lui apporter, du moins, le bénéfice d'une trève plus ou moins longue. J'ai dû ne point hésiter.

Du reste, en médecine opératoire, la crainte d'accidents pouvant devenir mortels dans toute opération, grande ou petite, n'est pas une objection sérieuse devant laquelle on doive reculer. Autrement la chirurgie ne serait plus possible. L'opération la plus simple et la mieux exécutée pouvant entraîner des suites funestes; le patient étant exposé, dans certains cas, à périr de l'opération qu'on lui fait plutôt que de son mal, si l'on écoutait de telles pensées, si l'on cédait à de telles craintes, on n'oserait plus rien entreprendée, la chirurgie serait absolument désarmée; car il faudrait se souvenir alors qu'une amputation de doigt peut amener le tétanos et la mort; que la saignée peut tuer d'une phlébite.

Si des préoccupations de cette nature venaient obséder les chirurgiens, on ne verrait plus de ces grands dévoûments de l'art, où la hardiesse, inspirée par la conscience d'un devoir à remplir et soutenue par l'habileté, a pu, dans un effort suprême, disputer à la mort un malheureux dont les jours étaient comptés.

Dans la pratique des opérations chirurgicales, voici, s'il m'est permis de les tracer, ou plutôt de les rappeler, les vrais principes à suivre; et ces principes, formulés en quatre propositions, doivent être notre code, la règle souveraine de notre conduite:

1° Peser bien soigneusement les indications et les contre-indications d'une opération;

2° La pratiquer résolûment si le mal qui la réclame est évidemment incurable par tout autre moyen et si elle n'est pas formellement contre-indiquée ;

3° Mettre le plus grand soin, cela est élémentaire, dans l'exécution de la manœuvre opératoire ;

4° Combattre le mieux que l'on pourra les accidents consécutifs, s'il en survient.

Quand le chirurgien a rempli tous ces devoirs, il peut être tranquille et ne s'inquiéter de rien, quelle que soit l'issue de la tentative qu'il aura faite pour sauver un malade voué à la mort. Il sera très heureux s'il réussit. En cas d'insuccès, il regrettera bien amèrement d'avoir manqué le but ; mais la voix de sa conscience l'absoudra complètement.

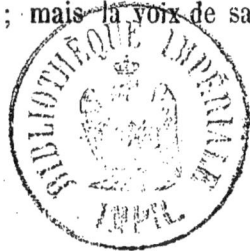